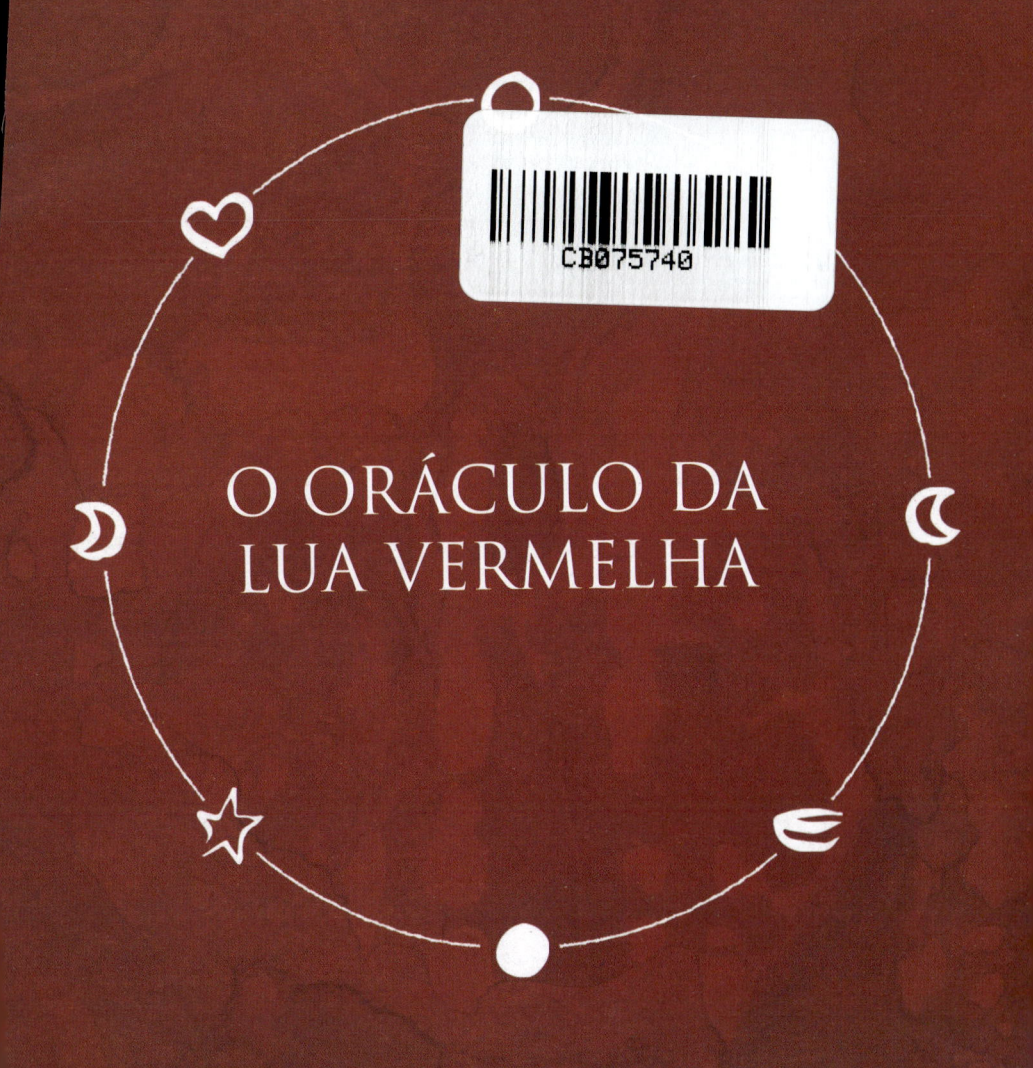

O ORÁCULO DA LUA VERMELHA

MIRANDA GRAY
ILUSTRAÇÕES DE JULIA LAROTONDA

O ORÁCULO DA LUA VERMELHA

Mensagens da Sacralidade Feminina Interior para
Vivenciar o seu Ciclo Menstrual de Forma Plena e Criativa

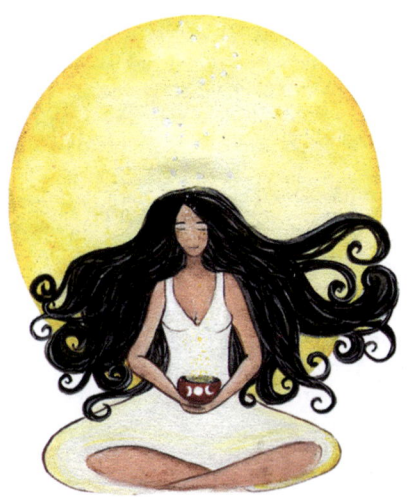

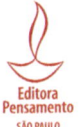

Editora
Pensamento
SÃO PAULO

Título do original: *Red Moon Oracle Cards – Messages from the Sacred Feminine within You.*

Copyright © 2020 Miranda Gray e Richard Gray.

Copyright da edição brasileira © 2020 Editora Pensamento-Cultrix Ltda.

1ª edição 2020. / 2ª reimpressão 2021.

Manual e mensagens das cartas: autoria de Miranda Gray
Tradução: Nátaly Argozino Amaral
Arte das cartas: Julia Larotonda (Juliaro Arte)

Todos os direitos reservados. Nenhuma parte deste livro ou destas cartas pode ser reproduzida ou usada de qualquer forma ou por qualquer meio, eletrônico ou mecânico, inclusive fotocópias, gravações ou sistema de armazenamento em banco de dados, sem permissão por escrito, exceto nos casos de trechos curtos citados em resenhas críticas ou artigos de revista. O objetivo destas cartas é tão somente a orientação espiritual e emocional. Elas não visam, de maneira alguma, a substituir qualquer tipo de assistência ou tratamento médico.

A Editora Pensamento não se responsabiliza por eventuais mudanças ocorridas nos endereços convencionais ou eletrônicos citados neste livro.

Editor: Adilson Silva Ramachandra
Gerente editorial: Roseli de S. Ferraz
Preparação de originais: Alessandra Miranda de Sá
Revisão técnica: Larissa Lamas Pucci
Gerente de produção editorial: Indiara Faria Kayo
Editoração eletrônica e design de capa: Indie 6 Design Editorial
Revisão: Vivian Miwa Matsushita

Dados Internacionais de Catalogação na Publicação (CIP)
(Câmara Brasileira do Livro, SP, Brasil)

Gray, Miranda
    O oráculo da lua vermelha: mensagens da sacralidade feminina interior para vivenciar o seu ciclo menstrual de forma plena e criativa / Miranda Gray; ilustrações de Julia Larotonda; [tradução Nátaly Argozino Amaral]. -- São Paulo: Editora Pensamento Cultrix, 2020.

Título original: Red moon oracle cards: messages from the sacred feminine within you.
ISBN 978-65-87236-04-9

1. Feminilidade 2. Menstruação - Aspectos sociais 3. Menstruação - Folclore 4. Menstruação - Mitologia I. Larotonda, Julia. II. Título.

20-36209   CDD-305.42

Índices para catálogo sistemático:

1. Mulheres : Ciclo menstrual : Sacralidade feminina : Sociologia 305.42

Cibele Maria Dias - Bibliotecária - CRB-8/9427

Direitos de tradução para a língua portuguesa adquiridos com exclusividade pela
EDITORA PENSAMENTO-CULTRIX LTDA.,
que se reserva a propriedade literária desta tradução.
Rua Dr. Mário Vicente, 368 – 04270-000 – São Paulo – SP
Fone: (11) 2066-9000
http://www.editorapensamento.com.br
E-mail: atendimento@edirotapensamento.com.br
Foi feito o depósito legal.

Meditação do Ciclo **54**
Como usar as cartas na Meditação do Ciclo **56**
Escolha de uma carta para ajudar uma Irmã de Útero **60**
Cura pelo arquétipo **62**

Meditações do Templo do Útero **69**
Meditação da Bênção do Templo do Útero **70**
Meditação de Limpeza do Templo do Útero **72**
Meditação da Deusa **75**

Altar do Útero **81**

Bênção Mundial do Útero **85**
O Oráculo da Lua Vermelha e a Bênção do Útero **87**

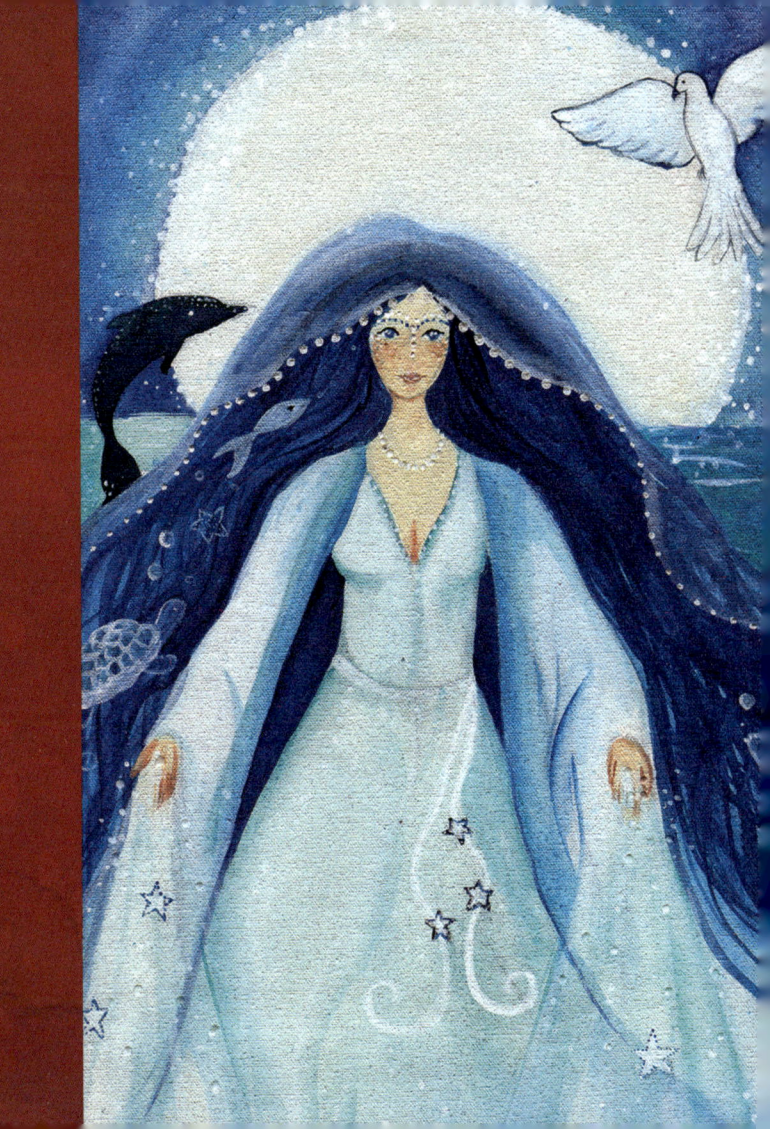

INTRODUÇÃO

Dentro de cada mulher há quatro Deusas. Cada Deusa nos traz a beleza de sua presença, seu amor e o dom de suas energias, habilidades e capacidades, que nos empoderam. Cada Deusa é um reflexo da Deusa Universal, cuja paixão reside dentro de nós à espera de ser expressa, desfrutada, celebrada, partilhada e festejada no mundo. Os caminhos cíclicos da Lua e das estações, bem como os ciclos da vida e das mulheres, são todos caminhos da alegria da Divindade Feminina, que se expressa no mundo e, com amor, entretece o tempo e o espaço para criar Seu universo físico e radiante. Esses caminhos cíclicos jamais são estáticos; pelo contrário, avançam no tempo formando uma espiral, expandindo nossa consciência e dando início a poderosas experiências e novas criações. Não há diferença entre o fluxo cíclico das mulheres e o fluxo do Universo; somos a Divindade Feminina expressa em forma humana, feitas para desfrutar e abraçar o amor e o poder criativo que constitui a mulher.

Esse oráculo é um convite a todas as mulheres para que se lembrem de sua divina feminilidade, para ajudá-las a se reconectar enquanto vivem neste movimentado mundo masculino e para restaurar em sua vida a sacralidade do poder criativo da Deusa. O oráculo tem 41 cartas que transmitem, cada uma delas, uma mensagem de amor, aceitação e expressão dos quatro arquétipos femininos: a Donzela, a Mãe, a Feiticeira e a Bruxa Anciã.

Dentre essas 41 cartas tão belas, oito delas representam o ciclo dos quatro arquétipos que, embora estejam fora de nós, influenciam a energia do nosso útero – o ciclo da Lua e o ciclo da Terra. Há quatro Cartas da Bênção da Lua – que ecoam os dons mutáveis de luz e escuridão provenientes desse astro – e quatro Cartas da Bênção da Deusa, cada uma das quais reflete as energias dos arquétipos femininos inseridos no ciclo das estações.

Há também 28 cartas dos Arquétipos Interiores – sete para cada fase – que espelham as energias mutáveis das quatro fases do nosso ciclo: a Donzela Interior, a Mãe Interior, a Feiticeira Interior e a Bruxa Anciã Interior. Há quatro cartas de "Boas-Vindas" que nos acolhem nas energias arquetípicas de cada fase do nosso ciclo. Há, por fim, a Carta da Unidade – com uma imagem da Árvore do Útero – a qual nos lembra de que todos esses arquétipos e energias estão dentro de nós, e que por meio deles compreendemos nossa unidade com a Sacralidade Feminina.

Sejam quais forem nossa idade, origem e a aparência do nosso corpo, e independentemente de termos ou não um útero ou ciclo menstrual, somos belas expressões da Eterna Energia Feminina que cria o Universo. Ela reside em cada uma de nós, e cada uma de nós A expressa – de modo consciente ou não. Não podemos ser outra coisa senão a Deusa caminhando neste mundo, na forma do ser humano único que somos. Se relaxarmos, seguirmos o fluxo e ouvirmos nosso corpo e nossa alma; se nos permitirmos, de fato, ser mulheres, nós A sentiremos fluir através de nossa amorosa aceitação.

Nós, mulheres, somos as criaturas mais criativas, adaptáveis e flexíveis do planeta. A Deusa pede que celebremos essa natureza incrível.

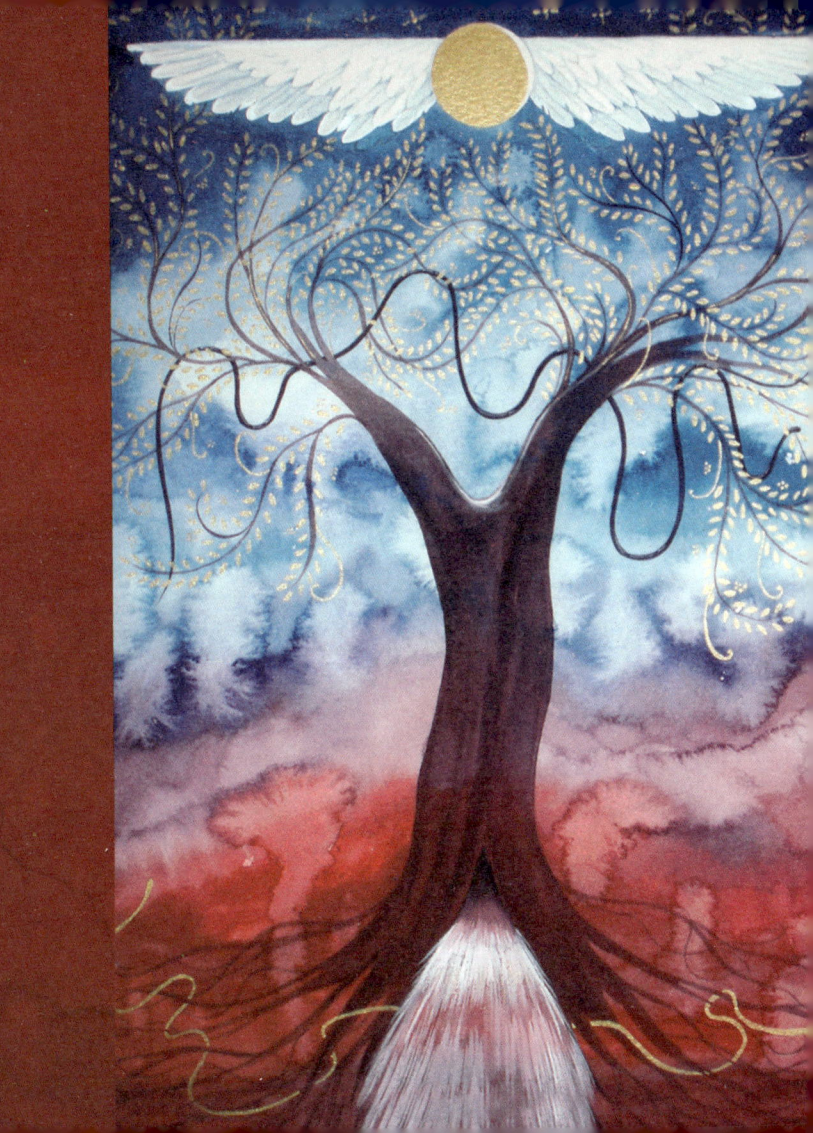

O TEMPLO DO ÚTERO

Na altura do baixo-ventre e dos quadris situa-se o belo centro energético do útero. Dentro desse centro energético reside o âmago da feminilidade – o Templo do Útero, que é a fonte de nossas energias femininas, o centro de poder e a sede da alma feminina. Nosso ser real não está na cabeça nem na mente, mas sim dentro do útero. O centro energético do útero e seu ciclo de energias influenciam nossos sentimentos e emoções, pensamentos e visão de mundo, interações e relacionamentos, e sonhos e metas, bem como o caminho da alma. A fonte única de quem somos no rodopiante ciclo mensal de energias e consciência reside no centro de nosso útero.

A Divindade Feminina se expressa por meio do nosso Templo do Útero mediante a manifestação de quatro Deusas Arquetípicas Femininas – representadas pela Deusa Donzela, pela Deusa Mãe, pela Deusa Feiticeira e pela Deusa Bruxa Anciã –, cada uma das quais expressando um poder dinâmico ou receptivo da Deusa Cíclica. Cada Deusa revela ao mundo sua beleza e seu poder sagrados a cada fase do ciclo menstrual, a cada fase da Lua, nas estações da Terra e nos estágios da vida da mulher.

Arquétipo da Mãe Radiante
Fase ovulatória
Lua Cheia
Verão
Mulher adulta
Estágio fértil da vida

Arquétipo da Feiticeira Mágica
Fase pré-menstrual
Lua Minguante
Outono
Mulher de meia-idade
Passagem da perimenopausa para o começo da pós-menopausa

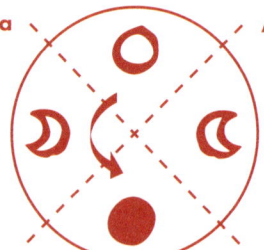

Arquétipo da Donzela Dinâmica
Fase pré-ovulatória
Lua Crescente
Primavera
Jovem
Passagem de criança a jovem adulta

Arquétipo da Bruxa Anciã Sábia
Fase menstrual
Lua Nova
Inverno
A mulher mais de dez anos após a menopausa

Quando aceitamos cada arquétipo à medida que ele flui através de nós e se expressa no mundo; quando dançamos conforme sua música e seu estilo de dança, tornamo-nos uma encarnação da Deusa Cíclica, equilibradas em nosso fluxo da escuridão à luz, da luz à escuridão, do mundo interior ao mundo exterior, e deste de volta ao mundo interior. Em um fluxo contínuo, passamos dos primeiros brotos da semente para a flor, desta ao fruto maduro que cai e, deste, mais uma vez, à semente adormecida.

O Oráculo da Lua Vermelha contém a energia e as vozes das Deusas Arquetípicas que nos chamam, lembrando-nos de quem somos. As Deusas se dirigem a nós com amor e respeito, orientação e cura. Estendem as mãos e nos pedem que dancemos com elas no caminho espiralado da Deusa Universal. Chamam-nos quando perdemos o ritmo da dança e nos guiam nos passos desta, conduzindo-nos até aprendermos de novo a dançar sem apoio, envolvidas pela alegria divina e pela paixão sensual de sermos livres para sermos mulheres.

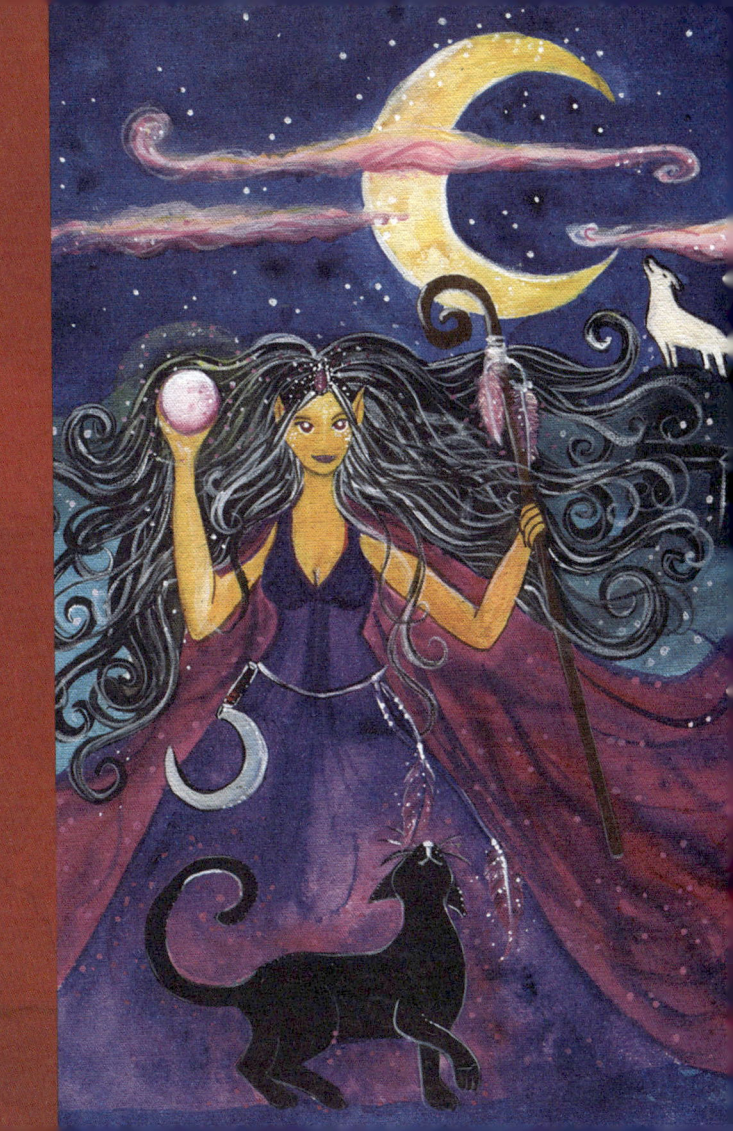

AS CARTAS

As cartas são um espelho – um reflexo de sua divindade interior. Representam seu ser verdadeiro, assim como você expressa a energia Delas no mundo por meio de sua personalidade única e seu caminho de vida. Todas elas representam aspectos seus, unificados em uma mesma visão e em um mesmo círculo. Nesse caminho cíclico, a qualquer momento é possível ver quem você é agora, quem foi no passado e quem será no futuro. O futuro não nos assustará mais, pois sempre é possível sabermos quem seremos e como isso se dará.

Ao segurar as cartas, saiba que tem em mãos a sabedoria do seu útero, a sabedoria da Terra, a sabedoria da Lua e das marés e a sabedoria das estrelas. Você tem em mãos a Deusa Cíclica.

Não guarde as cartas em uma gaveta ou armário. Quando as mantemos ocultas, perdemos um ensinamento muito poderoso – o de que, quer tenhamos consciência disso, quer não, o centro do útero é o centro de nosso ser e da nossa expressão da Divindade Feminina no mundo. Há muito tempo que o segredo do poder, da criatividade e da espiritualidade naturais das mulheres foi esquecido ou ocultado. Chegou a hora de reconhecermos abertamente quem somos como mulheres e partilhar em nossa vida essa beleza e sacralidade.

Guardando as cartas, perderíamos uma bela e poderosa maneira de perceber, lá no fundo, que essas incríveis energias e dons arquetípicos femininos residem dentro de nós. Podemos, em vez disso, escolher uma bela tigela que represente nosso centro energético do útero e colocar o baralho nessa "Tigela do Útero", reconhecendo um profundo segredo feminino: o de que, dentro do útero, contemos as energias mutáveis da Lua, das estações, da vida e do Universo.

CRIAÇÃO DA TIGELA DO ÚTERO

Escolha uma bela tigela para representar seu útero – algo que lhe cause uma reação no útero ou faça abrir seu coração quando a vir. Pode ser uma tigela comprada especialmente para a ocasião ou alguma outra que você já tenha. Você também pode fazer sua própria tigela ou decorar uma já existente, para torná-la especial.

Se você não tem útero nem ciclo menstrual

Se por algum motivo você não tem útero nem ciclo menstrual, nem por isso o centro energético do útero deixará de estar presente em seu baixo-ventre, ou as quatro Deusas Arquetípicas deixarão de residir em você. Escolha uma tigela que represente esse centro e as energias dentro do seu ser.

Para abençoar a Tigela do Útero e as cartas

Esta bênção não precisa ser feita em um momento especial. No entanto, o ato de abençoar a Tigela do Útero e as cartas sob a luz da Mãe Lua pode ser uma experiência muito espiritual e amorosa.

Coloque todas as cartas na Tigela do Útero.
Segure a tigela nas mãos e a energize com a finalidade de liberar a sabedoria e a energia femininas em sua vida, bem como o reconhecimento de sua feminilidade. Para tanto, diga as palavras a seguir ou crie sua própria fórmula de reverência.

Mãe Lua, abençoa esta tigela
como reflexo do meu centro do útero, belo e sagrado.
Abençoa-a com teu amor, luz e força.
Mãe Lua, abençoa estas cartas com tua sabedoria,
voz e criação amorosa.

Abro-me à voz do meu útero e da minha feminilidade.
Abro-me para me tornar uma bela expressão Tua.
Abro-me para ser fiel a mim mesma.
Ofereço a Ti meus sentimentos, meus sentidos,
minha intuição e minha aceitação
E peço receber Teu amor e orientação
para que possa partilhar com o mundo
minha sagrada feminilidade no amor,
na paz e na integridade.

Coloque a Tigela do Útero, com as Cartas do Oráculo, em um lugar onde possa vê-la todos os dias.

A carta escolhida para orientação diária pode ser colocada em frente à Tigela do Útero a fim de lembrá-la da mensagem. A Tigela do Útero também pode se tornar o foco do altar da Bênção do Útero.

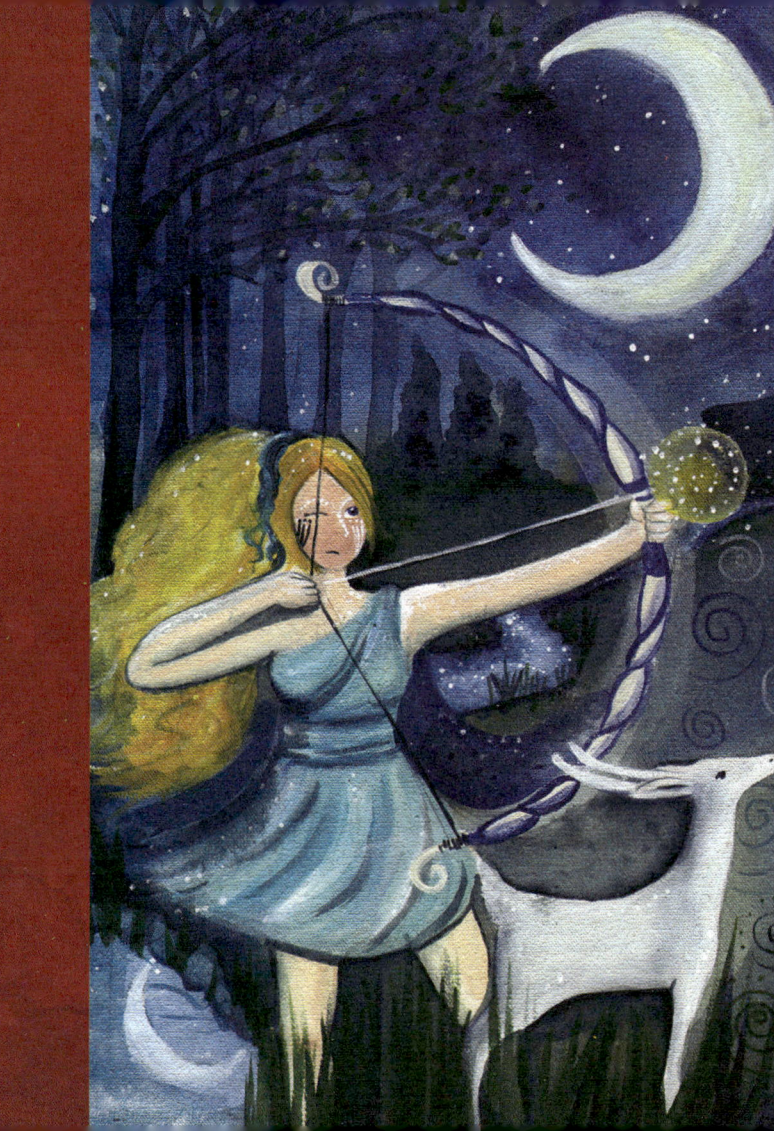

COMO USAR AS CARTAS

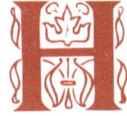á várias maneiras de usar as cartas. Apresentamos aqui algumas ideias, mas, em sua próxima Fase da Feiticeira, veja quais ideias Ela lhe dará!

CARTA PARA ORIENTAÇÃO DIÁRIA

As energias da Deusa a atraíram a este baralho para guiar seu caminho. Saiba que está pronta para se abrir às suas energias femininas e ouvir os ensinamentos e a orientação das Deusas. Está pronta para despertar todos os aspectos das Deusas dentro de si e vivenciar suas vibrantes energias criativas, sexuais e espirituais.

É preciso coragem para vivenciar as energias cíclicas femininas no moderno mundo masculino, mas você está pronta para derrubar antigas ideias e padrões, e abraçar o amor e o poder de sua feminilidade!

As Deusas estão dentro de você, prontas para ajudá-la e apoiá-la em todos os aspectos de sua vida.

Nota: Você pode utilizar a meditação a seguir independentemente de ter ou não um útero físico.

ESCOLHA DA CARTA DE ORIENTAÇÃO

Pare um pouco e sente-se, segurando no colo a Tigela do Útero com as cartas dentro.

Feche os olhos e respire fundo.

Direcione a consciência para o baixo-ventre e, ao expirar, relaxe os músculos.

Sinta, saiba ou veja que seu útero é como uma árvore plantada em seu baixo-ventre. Seu grande tronco divide-se em dois grandes ramos, cobertos de folhas verde-escuras, florzinhas brancas e frutos vermelhos, semelhantes a pedras preciosas.

As raízes se estendem para o fundo de uma lagoa de águas tranquilas que rodeia a árvore e reflete a luz branco-prateada de uma Lua Cheia que repousa sobre os ramos da árvore.

Seu baixo-ventre começa a se preencher com a bela luz da Lua, a qual se irradia para o mundo.

Repouse no amor e na luz tranquila que vem da Lua dentro do seu útero.

Ainda consciente dessa luz, abra os olhos.

Nesse momento, você pode fazer uma pergunta. Tire então uma carta da Tigela do Útero para receber a orientação da Deusa:

Eu peço à Deusa..., para o Mais Elevado Bem Divino e de acordo com o Amor Divino.

TIRAGEM CÍCLICA SIMPLES

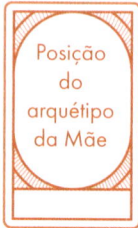

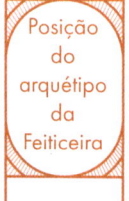 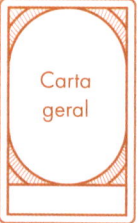 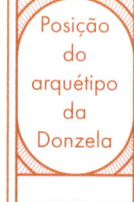

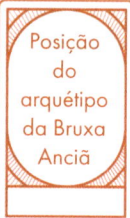

Essa tiragem é um método rápido para receber orientação para cada fase do ciclo.

Pegue o baralho e bata-o três vezes sobre a mesa, ou outra superfície, a fim de limpá-lo de todas as energias que possam estar ligadas a ele.

Segure o baralho, remova as Cartas Arquetípicas da Donzela e coloque-as em uma pilha. Remova as Cartas Arquetípicas da Mãe e coloque-as em outra pilha. Faça o mesmo para as Cartas da Feiticeira e da Bruxa Anciã.

Feche os olhos e respire fundo, direcionando a consciência para o centro do útero e estabelecendo sua intenção para a tiragem:

> Ela, que é a Deusa Cíclica.
> Ela, que cria com amor.
> Ela, que traz a paz.
> Ela, que dança em meu útero.
> Ela, que se irradia do meu coração.
> Peço Tua orientação para o ciclo que vem aí.
> Quais energias preciso introduzir em minha vida
> para caminhar com equilíbrio na Tua luz?

Sorria. Abra os olhos.

1. Escolha uma carta da pilha da Donzela e coloque-a virada para baixo, à direita.
2. Escolha uma carta da pilha da Mãe e coloque-a virada para baixo, no alto.
3. Escolha uma carta da pilha da Feiticeira e coloque-a virada para baixo, à esquerda.
4. Escolha uma carta da pilha da Bruxa Anciã e coloque-a virada para baixo, embaixo.

Agora embaralhe todas as cartas do restante do baralho, escolha uma de modo aleatório e coloque-a virada para baixo, no meio.

- A carta da Donzela vai lhe mostrar as energias em que você deve se concentrar na fase pré-ovulatória.

- A carta da Mãe vai lhe mostrar as energias em que você deve se concentrar na fase ovulatória.

- A carta da Feiticeira vai lhe mostrar as energias em que você deve se concentrar na fase pré-menstrual.

- A carta da Bruxa Anciã vai lhe mostrar as energias em que você deve se concentrar na fase menstrual.

- A carta central vai lhe mostrar a energia em que você deve se concentrar ao longo de todo o ciclo. É a sabedoria básica que deverá aprender e trazer para sua vida nesse ciclo.

ACOLHER O ARQUÉTIPO

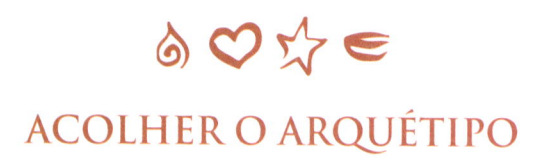

As mensagens das Cartas Arquetípicas são um espelho que reflete seu ser real – uma incrível expressão da Deusa. São um meio de lembrar a sacralidade da fase em que você está, de tornar a reconectá-la com a Deusa Arquetípica e de ajudá-la a expressar no mundo os dons de alegria, criatividade, energia, sabedoria e espiritualidade que dela são provenientes.

Essas mensagens animadoras são uma celebração de **quem você é**!

São também um importante lembrete de que, em um mundo que não reconhece sua natureza cíclica, você é uma expressão poderosa de quatro Deusas cujas capacidades e energia podem melhorar sua vida, trazendo-lhe satisfação e amor.

O trabalho feito somente com as Cartas Arquetípicas pode auxiliá-la a:

- Aceitar os arquétipos dentro do seu ser.
- Aprender a amar todos os aspectos do arquétipo, mesmo quando a fase for perturbadora e você sentir que está lutando contra ele.
- Descobrir os dons que ele lhe oferece.
- Explorar de modo mais profundo as necessidades e energia dele.

A carta arquetípica pode:

- Lembrá-la de quem você é hoje e por que tem certas necessidades ou paixões.
- Apoiá-la em um dia difícil, quando se sentir desconectada de um arquétipo ou quando estiver lutando contra ele.
- Ajudá-la a explorar quem você é nessa fase.
- Ajudá-la a encontrar a Deusa em suas formas arquetípicas para que possa construir uma relação espiritual com ela.

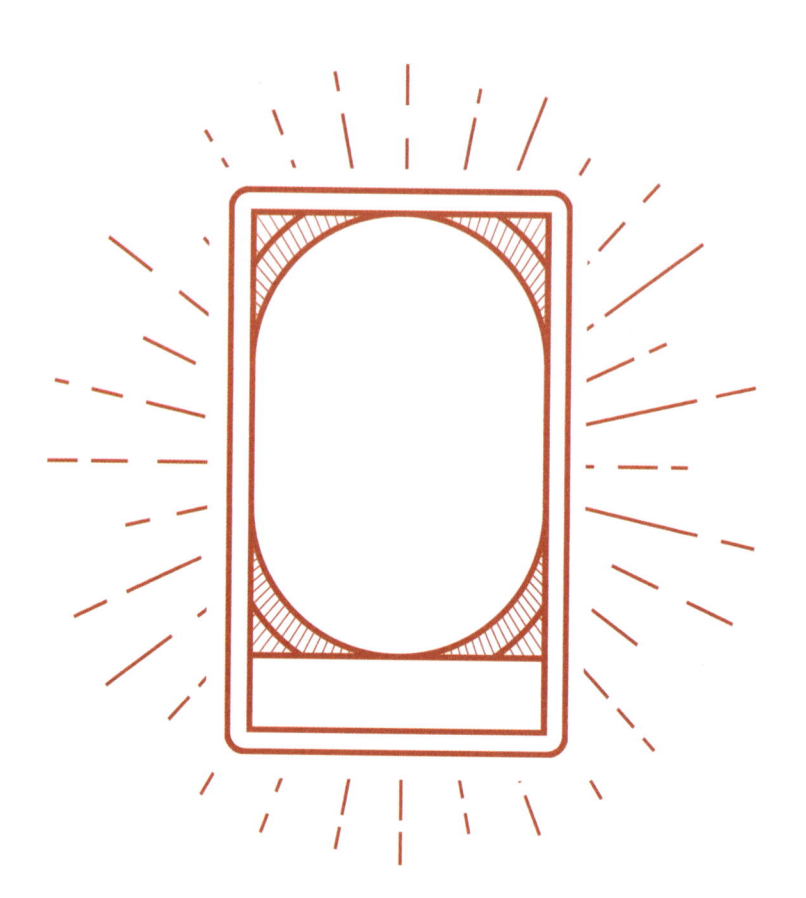

ESCOLHA DIÁRIA DE UMA CARTA ARQUETÍPICA

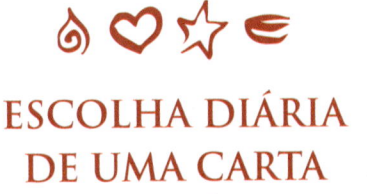

Basta separar do baralho as Cartas Arquetípicas **da fase atual pela qual estiver passando**.

Coloque essas cartas na Tigela do Útero durante toda essa fase do ciclo. (As demais cartas devem ficar envolvidas por um tecido ou ser guardadas em uma bolsinha ao lado da Tigela do Útero.)

Pode-se recitar a oração a seguir antes de tirar uma ou mais cartas do baralho.

Feche os olhos e respire fundo.

Ela, que é a Deusa Cíclica.
Ela, que cria com amor.
Ela, que traz a paz.
Ela, que dança em meu útero.
Ela, que se irradia do meu coração.
Que eu ouça a tua voz nestas Cartas Arquetípicas.
Que eu sinta o teu amor e a tua vontade
nestas Cartas Arquetípicas.
Que eu sinta a tua expressão e a tua orientação
nestas Cartas Arquetípicas.

Sorria.

Abra os olhos e tire uma ou mais cartas da Tigela do Útero.

Há diversas maneiras de trabalhar com a Carta Arquetípica escolhida:

Medite sobre a carta escolhida durante o dia.

Como mudar o modo de se comportar para refletir sua Deusa Interior? O que fazer para atender às necessidades dela? O que ela quer fazer? Como honrar essa vontade e fazê-la acontecer?

Recite a Afirmação do Arquétipo.

Quando recitamos a afirmação escrita na carta, falamos com a voz da Deusa dentro de nós, e nossa atenção promove um alinhamento melhor entre o eu cotidiano e a Deusa. Sentindo o amor implícito em cada afirmação, abrimos o coração e o útero para criar essa realidade.

Caso sinta que a afirmação não tem ressonância em você, pergunte a si mesma se está lutando contra esse aspecto da Deusa dentro de você ou rejeitando-o. Como expressar esse arquétipo de um jeito simples, hoje, para mostrar sua disposição de se abrir a ela e trazê-la para sua consciência e sua vida?

Mantenha a carta com você.

Mantenha a carta com você ao longo do dia ou coloque-a em algum lugar onde a veja durante todo o dia. Ela deve funcionar como um sinal de suas energias e da Deusa dentro do seu ser, bem como um lembrete para que recite a afirmação.

Nota: Para trabalhar na mais profunda harmonia com as energias arquetípicas, o melhor talvez seja escolher as Cartas Arquetípicas naqueles momentos do dia que refletem a energia delas. Trata-se de um jeito simples de sentir a energia delas na hora de selecionar a carta. Escolha:

- a carta da Donzela no período da manhã, nos dias da fase pré-ovulatória;
- a carta da Mãe ao meio-dia, nos dias da fase ovulatória;
- a carta da Feiticeira no período da tarde, nos dias da fase pré-menstrual;
- a carta da Bruxa Anciã no período da noite, nos dias da fase menstrual.

MULHERES NÃO CÍCLICAS

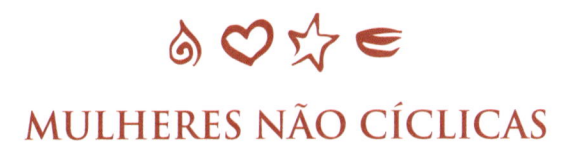

Quer tenhamos um útero físico, quer não, e quer tenhamos um ciclo, quer não, o arquétipo da Deusa ainda assim reside em nós.

Mulheres sem ciclo

Se não tiver ciclo, use as fases da Lua para representar seus arquétipos femininos. Separe do baralho as Cartas Arquetípicas da fase atual da Lua.

- Arquétipo Lunar da Mãe: no dia da Lua Cheia, três dias antes da Lua Cheia e três dias depois.

- Arquétipo Lunar da Bruxa Anciã: no dia da Lua Nova, três dias antes da Lua Nova e três dias depois.

- Arquétipo Lunar da Donzela: de três dias após a Lua Nova até três dias antes da Lua Cheia.
- Arquétipo Lunar da Feiticeira: de três dias após a Lua Cheia até três dias antes da Lua Nova.

Mulheres na pós-menopausa

Você tem dentro de si os quatro arquétipos unidos em um estado de Mulher Completa e acessíveis a qualquer tempo; não precisa esperar uma semana ou mais para mudar de arquétipo. Se quiser, pode escolher qualquer um dos arquétipos para trabalhar com ele; pode também trabalhar com o ciclo lunar ou escolher cartas em harmonia com os arquétipos, de acordo com a hora do dia:

- Carta da Donzela pela manhã.
- Carta da Mãe ao meio-dia.
- Carta da Feiticeira à tarde.
- Carta da Bruxa Anciã à noite.

Mulheres em fase de mudança

Enquanto passamos pelo estágio da Feiticeira na vida, marcado por tantas mudanças – da perimenopausa à menopausa e dela à pós-menopausa –, talvez nos seja difícil reconhecer qual arquétipo esteja se expressando através de nós em determinado momento.

As Cartas Arquetípicas são um meio maravilhoso para ajudá-la a compreender o arquétipo que está vivenciando atualmente, quer sua fase dure apenas uma manhã, dois dias, duas semanas, dois meses ou ainda mais.

Se quiser, trabalhe apenas com as cartas da Feiticeira para obter ajuda e orientação em seu caminho durante a mudança.

Trabalhe com os quatro tipos de Cartas Arquetípicas para se conectar com os arquétipos dentro de seu ser enquanto estiver passando por ciclos irregulares.

Trabalhe com o ciclo lunar ou sazonal se quiser explorar e aprofundar sua consciência sobre a Deusa Cíclica.

EQUILÍBRIO DOS ARQUÉTIPOS

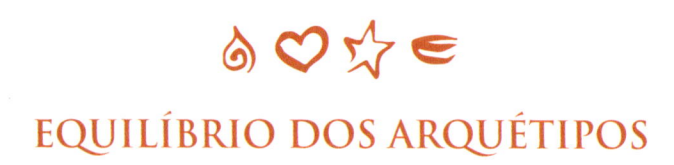

Os arquétipos também podem nos oferecer orientação e energia ao longo do mês para **nos ajudar a ter equilíbrio durante a fase pela qual estejamos passando**.

O mundo moderno dificulta muito para as mulheres a expressão de sua natureza cíclica e de suas Deusas interiores na vida cotidiana. Muitas distrações modernas podem nos desconectar de certos aspectos dos arquétipos, bloquear ou esgotar a energia deles, ou ainda intensificar determinados traços desses arquétipos, deixando-os em desequilíbrio e por demais dominantes em nossa vida. As energias da Deusa precisam ser vivenciadas, ter vida, estar energizadas e harmoniosas. Quando estão energizadas, representadas e em **equilíbrio**, sentimo-nos completas e centradas, adquirindo um suave empoderamento. Além disso, tornamo-nos mais capazes de amar e aceitar, de ser generosas e caminhar com suavidade e sabedoria pelo mundo.

Ao nos entregarmos à dança da jornada de nossa fase, não estamos sós; os outros arquétipos da Deusa estarão sempre conosco para nos dar equilíbrio e apoio. Quando nos sentimos mal-amadas, abandonadas, frustradas e irritadas na fase pré--menstrual (o arquétipo da Feiticeira), a Mãe (o arquétipo da fase ovulatória) estará conosco para nos envolver com seu amor; a Bruxa Anciã (o arquétipo da fase menstrual) estará conosco para nos ajudar a aceitar nossas energias mutáveis e as situações ao redor; e a Donzela (o arquétipo da fase pré-ovulatória) estará ali para nos dar luz, sentimentos positivos e esperança.

O uso do Oráculo da Lua Vermelha para trazer equilíbrio ao nosso ciclo é um dos meios mais poderosos pelos quais as cartas podem ser utilizadas.

Coloque todas as cartas em sua Tigela do Útero e faça a oração a seguir (se preferir, você pode escrever sua própria oração).

Feche os olhos e respire fundo uma vez.

>Ela, que é a Deusa Cíclica.
>Ela, que cria com amor.
>Ela, que traz a paz.
>Ela, que dança em meu útero.
>Ela, que se irradia do meu coração.
>De qual aspecto da Deusa eu mais preciso
>para trazer o divino equilíbrio e harmonia
>para mim mesma e para minha vida?

Sorria.
Abra os olhos e tire uma ou mais cartas da Tigela do Útero.

Medite e reflita sobre a mensagem da carta. Pergunte-se:

- Qual aspecto da Deusa a carta diz que preciso trazer para minha vida hoje a fim de criar equilíbrio?
- Como a carta sugere que eu faça isso?

Use a intuição para ouvir a voz da Deusa na mensagem da carta. Leve a carta com você para consultá-la durante todo o dia.

Mulheres em fase de mudança

Sentimo-nos muito apoiadas quando sabemos que temos a presença de todas as Deusas para nos ajudar enquanto passamos pelas poderosas transformações da fase da Feiticeira em nossa vida.

MEDITAÇÃO DO CICLO

Disponha as cartas como na figura ao lado. Todas elas devem estar voltadas para baixo, com exceção da Carta da Unidade do Útero, que fica voltada para cima. Essa tiragem é seu espelho e seu altar dedicado à Deusa Cíclica. Veja como ela é bonita! Dispondo as cartas em círculo, vemos um reflexo de quem somos – Donzela, Mãe, Feiticeira e Bruxa Anciã, fluindo de fase em fase.

A Meditação do Ciclo se completa em um ciclo menstrual ou uma fase da Lua. A cada dia, deve-se virar uma carta, meditar sobre sua mensagem e escolher uma ação, durante o dia, para expressar aquela energia. Fazendo isso, você estará vivendo em harmonia com sua natureza cíclica. Essa experiência pode ser muito poderosa para um grande número de mulheres – pode despertar a percepção de que elas têm de fato uma natureza cíclica, livrá-las da culpa provocada por suas expectativas e pelas expectativas da sociedade, que não são nada realistas, dar-lhes permissão para atender às próprias necessidades, ajudá-las a descobrir coisas que não sabiam a respeito da própria capacidade, aliviar o estresse da vida moderna e ajudá-la a obter uma atitude de relaxamento durante o ciclo nos níveis físico, emocional e mental.

O ORÁCULO DA LUA VERMELHA

Esse ciclo de meditações é um ciclo de intensificação do relacionamento de amor entre nós e nosso útero e entre nós e a Deusa.

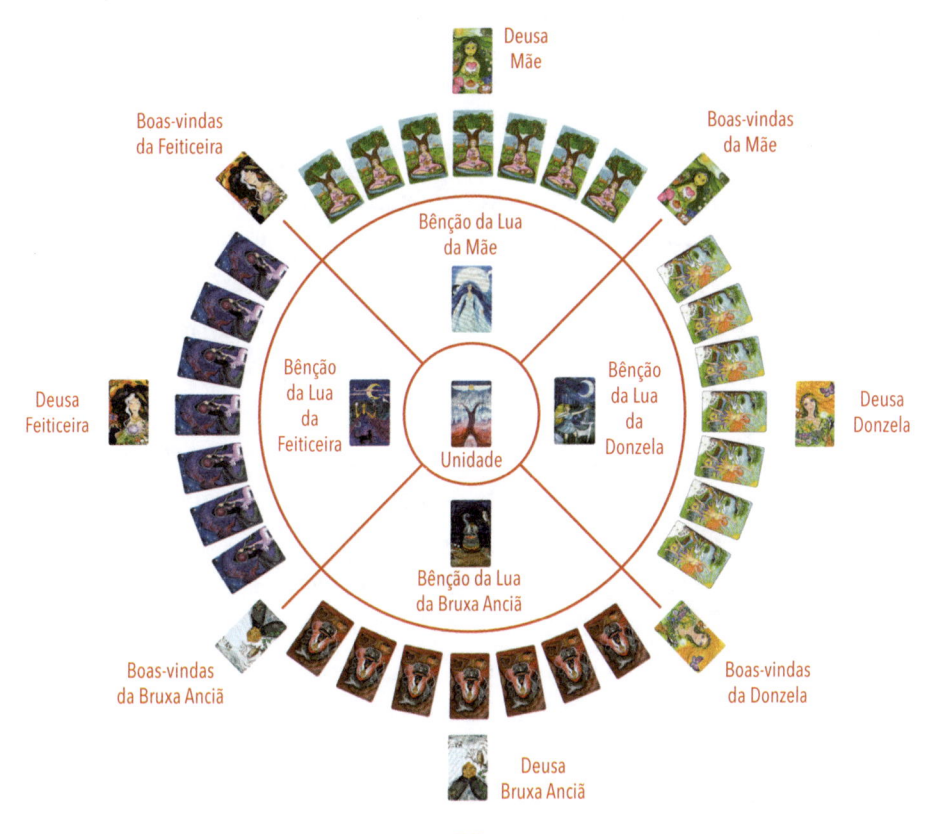

COMO USAR AS CARTAS NA MEDITAÇÃO DO CICLO

Cartas arquetípicas interiores

A cada dia dessa fase na qual estiver, você vai virar uma Carta Arquetípica Interior e meditar sobre a mensagem dela. Há sete cartas arquetípicas interiores para cada fase: as cartas da Donzela Interior para a pré-ovulação, as cartas da Mãe Interior para a ovulação, as cartas da Feiticeira Interior para a pré-menstruação e as cartas da Bruxa Anciã Interior para a menstruação. Repita a afirmação da carta durante todo o dia. Mantenha a carta com você, mas lembre-se de recolocá-la em sua posição na tiragem ao final do dia.

Você pode começar agora, mas, se não sabe com certeza em que dia do ciclo está, faça uma experiência e veja se as mensagens têm ressonância em você. Se não tiverem, experimente as cartas da fase anterior ou da fase seguinte.

- Se sua fase tiver mais de sete dias, basta repetir uma meditação.
- Se sua fase tiver menos de sete dias, basta escolher uma carta da fase seguinte.

Como saber quando uma fase termina e outra começa? Sinta quais mensagens das cartas têm ressonância em você.

Ao passar de uma fase para outra, vivemos alguns dias de transição, dias em que temos consciência das energias e dos aspectos de ambas as Deusas dentro de nós – o arquétipo da fase da qual estamos saindo e o da fase em que estamos entrando.

Cartas de Boas-Vindas

Há quatro Cartas de Boas-Vindas para acolher o novo Arquétipo da Deusa em sua vida. No primeiro dia de uma nova fase, talvez valha a pena ler não apenas a Carta Arquetípica do dia, mas também a Carta de Boas-Vindas correspondente.

Cartas de Bênçãos da Lua

Há também quatro Cartas de Bênçãos da Lua, com mensagens que podem ser lidas para refletir sobre o ciclo lunar.

Quando sua fase e a da Lua não estão em sincronia, reflita sobre o modo como esse incrível emaranhado de energias que fluem em seu ser faz de você a criatura mais criativa e espetacular deste planeta!

A Divindade Feminina não é uma simples expressão de quatro energias – esse é apenas o ponto de partida de nossa relação com ela. Trata-se de um emaranhado de energias infinitamente complexas que faz de cada mulher uma expressão única e bela da energia feminina.

Cartas de Bênçãos da Deusa

Embora não devam ser lidas diariamente na Meditação do Ciclo, o fato de estarem incluídas no baralho nos lembra de que as estações da Terra pertencem aos mesmos arquétipos que há dentro de nós.

Carta da Unidade do Útero

Há também uma única Carta da **Unidade do Útero** – uma carta de unidade, para nos lembrar de que o âmago do ser reside no Templo do Útero, onde todos os aspectos e energias da feminilidade emanam de sua Origem. Lembra-nos também que todas as mulheres são reflexos do Único Útero, do Único Coração e do Único Amor.

ESCOLHA DE UMA CARTA PARA AJUDAR UMA IRMÃ DE ÚTERO

Não somos a única criatura cíclica! Onde quer que haja uma mulher, há um centro energético do útero, as deusas arquetípicas e o ciclo. Para criar comunicações positivas e nutrir relacionamentos positivos com uma amiga ou mulher da família, precisamos recordar e reconhecer as energias e necessidades do arquétipo da Deusa que ela expressa em sua fase atual.

Caso saiba em que fase está a mulher em questão, escolha uma das Cartas Arquetípicas correspondentes para ajudá-la e apoiá-la. Essa atividade a lembrará de **honrar a Sacralidade Feminina** dentro dela e lhe mostrará como apoiar sua Deusa, caso o mundo não a deixe expressar essa natureza na vida cotidiana.

Feche os olhos e respire fundo.

Ela, que é a Deusa Cíclica.
Ela, que cria com amor.
Ela, que traz a paz.
Ela, que dança em meu útero.
Ela, que se irradia do meu coração.
Peço que eu seja Teu coração e Tuas mãos para... *(nome)*.
Qual aspecto da sagrada feminilidade dentro dela
deseja minha ajuda e meu apoio?

Sorria.
Abra os olhos e tire uma ou mais cartas da Tigela do Útero.
Lembre-se de apoiá-la e auxiliá-la de maneira gentil, pois a mulher que você quer ajudar pode estar rejeitando esse arquétipo ou lutando contra ele.

CURA PELO ARQUÉTIPO

Cada arquétipo traz para nossa vida uma cura específica:

A Deusa Donzela cura o intelecto – a "mente pensante" – e nos ajuda a deixar de lado as preocupações. Cura a criança interior e traz alegria e positividade para o modo como percebemos o mundo. Também cura aspectos físicos, emocionais, mentais e espirituais da fase pré-ovulatória.

A Deusa Mãe cura o coração partido em qualquer tipo de relacionamento. Ela nos dá um sentimento de amor e proteção quando nos sentimos isoladas, abandonadas e amedrontadas. Cura e abre nosso coração para que possamos sentir amor-próprio e, em consequência, nos empodera para amar e apoiar outras pessoas. Também cura aspectos físicos, emocionais, mentais e espirituais da fase ovulatória.

A Deusa Feiticeira nos ajuda a nos desapegar das coisas que nos magoam e nos prendem, e a deixá-las ir embora. Ela nos dá liberdade, curando as restrições que outras pessoas nos impuseram e lançando no mundo nosso espírito livre e criativo. Também cura os aspectos físicos, emocionais, mentais e espirituais da fase pré-menstrual.

A Deusa Bruxa Anciã traz a paz. Cura o ego, o corpo e a mente exaustos, as emoções e energias em esgotamento e nos restaura, devolvendo-nos equilíbrio e harmonia. Cura a mente por meio da sabedoria, as emoções por meio da paz, o corpo por meio do repouso e o espírito por meio de seu amor. Também cura aspectos físicos, emocionais, mentais e espirituais da fase menstrual.

Usamos as Cartas Arquetípicas de duas maneiras para produzir a cura: (1) utilizando a mensagem do arquétipo para que o corpo mental se alinhe com a energia de cura; e (2) ligando-nos com a carta em si, sendo esse um método físico para nos alinharmos com a energia de cura. Usamos as duas abordagens porque somos mais capazes de pensar por meio de palavras em algumas fases do que em outras.

Como usar as cartas

Decida a qual Deusa Arquetípica gostaria de solicitar a cura. Separe suas Cartas Arquetípicas do restante do baralho e coloque-as na Tigela do Útero.

Sente-se em silêncio por um instante, segurando no colo a Tigela do Útero com as cartas.

Feche os olhos e respire fundo.

Direcione a consciência para a Árvore do Útero que cresce em seu baixo-ventre. Veja, conscientize-se ou sinta que ela está ali.

Sinta ou se conscientize de que sua Árvore do Útero está rodeada pela luz da Lua.

À medida que a luz cresce em brilho, o centro de seu coração se abre e você vê ou sente a luz rosa-claro do amor incondicional fluindo a partir de seu coração aberto.

Pergunto à Deusa dentro de mim,
(diga o nome do arquétipo),
o que preciso saber e fazer para curar
(diga a área a ser curada).
Que toda cura seja feita pelo Amor Divino
e continue até completar-se.
Obrigada, ó Deusa.

Sorria.

Abra os olhos e tire uma ou mais cartas da Tigela do Útero.

Coloque a "mão receptiva" sobre a carta ou coloque a carta sobre seu baixo-ventre. Respire fundo, relaxe e deixe que a energia da deusa flua para dentro de si.

Mantenha a carta com você durante o dia todo, para consultar a mensagem, e passe alguns instantes usando-a como foco físico da recepção da cura. Onde quer que esteja, imagine-se sentada e tranquila no colo Dela, recebendo Sua presença e Sua bênção de cura.

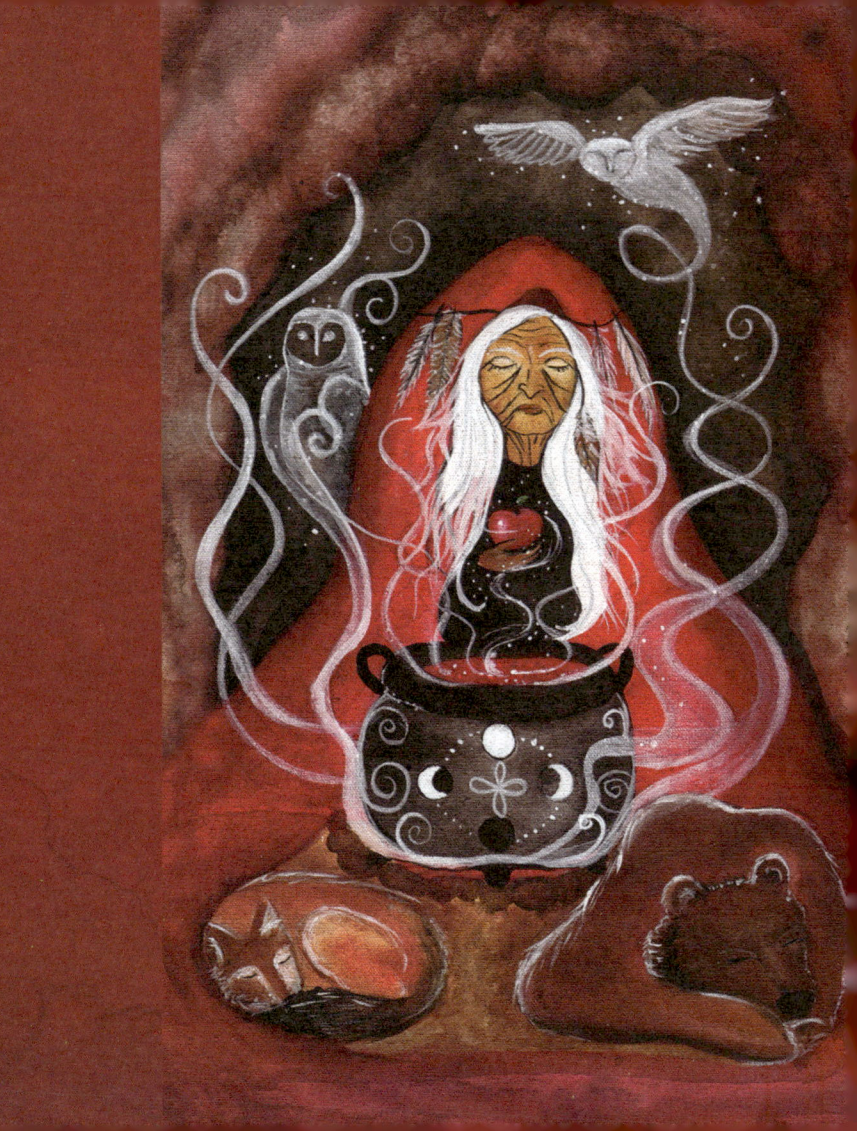

MEDITAÇÕES DO TEMPLO DO ÚTERO

Dentro do centro energético do nosso útero há um belo templo circular de mármore branco. Esse templo reflete o âmago de nossa sacralidade – o lugar onde se faz presente a Sacralidade Feminina dentro de nós. O útero tem pouca sacralidade para muitas mulheres, e talvez seja visto apenas como uma fábrica de bebês, que pode ser ligada ou desligada à vontade. No entanto, o centro do útero é a chave para entendermos nossa sacralidade como mulheres e vivenciarmos a encarnação da Deusa Cíclica no mundo. Somos a Lua na Terra. Somos a Mãe Terra em pessoa. Somos a Deusa do Oceano em seu fluxo. Somos a Deusa da Vida.

Estas meditações são um método para redespertar sua sacralidade. Podem ser associadas a mensagens e leituras das cartas, ou podem ser feitas sozinhas sempre que lhe aprouver. Também é desejável fazer a Bênção do Templo do Útero na Lua Cheia.

MEDITAÇÃO DA BÊNÇÃO DO TEMPLO DO ÚTERO

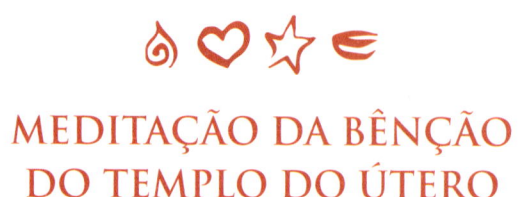

Respire fundo e direcione a consciência para o corpo.

Sinta, conscientize-se ou veja que está em um belo templo circular. As paredes são feitas de mármore branco e revestidas de tapeçarias bordadas com animais e flores em cores vibrantes e fios de ouro e prata. À sua frente há um tecido azul bem escuro, bordado com estrelas e uma grande Lua Cheia de um branco-prateado.

Diante desse tecido há uma belíssima Deusa, irradiando luz branca. Seu brilho é tão forte que preenche todo o templo. A essa luz, você vê que ela usa uma coroa de prata em forma de lua e traja um longo vestido branco. Seus olhos a contemplam com o mais profundo amor. Ela sorri e você se sente envolvida por seu amor.

Ela traz na mão uma pequena tigela de prata com água, e você sabe que esse é o centro do seu útero, sua Tigela do Útero.

Gentilmente, a Deusa sopra sua bênção na Tigela do Útero, na forma de uma suave luz amarelo-clara. Olha para você, sorri e sopra na tigela também uma luz rosa-claro. Sopra mais uma vez, e sua Tigela do Útero se preenche com uma energia roxo-clara. Por fim, fecha os olhos e, em uma última bênção, sopra uma luz vermelho-rubi dentro da tigela.

Oferece-lhe sua abençoada Tigela do Útero.

Você a pega e a segura de encontro ao baixo-ventre. Sente o calor do seu toque, e a tigela penetra com suavidade em seu corpo para repousar dentro da cinta pélvica.

Sinta a presença da tigela dentro de si, irradiando luz para todo o seu baixo-ventre, incluindo os quadris. Sinta a energia da bênção das energias da Donzela, da Mãe, da Feiticeira e da Bruxa Anciã dentro de si.

Relaxe e adote uma postura de acolhimento.

Quando estiver pronta, direcione a consciência para o corpo.

Respire fundo.

Sorria.

Abra os olhos.

MEDITAÇÃO DE LIMPEZA DO TEMPLO DO ÚTERO

Respire fundo e direcione a consciência para o corpo.

Veja, conscientize-se ou sinta que está de pé em seu belo Templo do Útero, um templo circular de mármore branco. Como ele é? Como está decorado?

Nas direções dos quatro pontos cardeais, há quatro santuários pequenos, dedicados às Deusas arquetípicas.

Visite o santuário da Donzela.

Como ele é?

- Quais cores e objetos o decoram?
- O que precisa ser limpo?
- O que precisa ser acrescentado para torná-lo belo, confortável, equilibrado e feminino?
- Deleite-se ao fazer as mudanças.

Visite então o santuário da Mãe.
Como ele é?

- Limpe o santuário e torne-o uma bela expressão de amor pelo arquétipo da Mãe.
- Não se apresse. Divirta-se.

Visite o santuário da Feiticeira.
Como ele é?

- Até que ponto você se sente confortável nesse santuário? O que precisa tirar dele?
- O que o tornaria mágico e belo?
- Desfrute da criatividade.

Visite, por fim, o santuário da Bruxa Anciã.
Como ele é?

- Quais cores ou objetos o decoram?
- O que, nele, a faz se sentir bem?
- Desfrute da paz.

Passe agora o olhar por todo o Templo do Útero e sinta sua alegria.

Sorria.

Abra os olhos.

Viste seu Templo do Útero com regularidade – faça uma rápida limpeza ou quaisquer alterações que lhe pareçam necessárias. Descanse no templo, talvez, antes de ir dormir. Isso a ajudará a se sentir confortável e feliz com suas energias femininas.

Se alguma coisa lhe parecer assustadora ou algo ruim resistir a sair do Templo, use um poderoso pressurizador de água ou um aspirador de pó! Depois de terminar, deixe os sacos de lixo do lado de fora do Templo para serem transformados pela Bruxa Anciã Universal.

MEDITAÇÃO DA DEUSA

Pense na Deusa Arquetípica que você gostaria que residisse em seu útero neste momento. Pode ser a Deusa da fase em que você está ou uma Deusa que a ajude a curar seu útero e seu ciclo, ou que equilibre os aspectos superdominantes dos arquétipos atuais.

Feche os olhos e direcione a consciência para o útero.

Veja, conscientize-se ou sinta que está em pé no meio do belo Templo do Útero, um templo circular, de mármore branco.

Coloque bem no centro do Templo uma grande estátua da Deusa que você escolheu.

Adorne a estátua com as cores a ela associadas.

Enfeite-a com flores e velas, objetos e oferendas que a façam se sentir em casa. Se não souber ao certo o que imaginar, use sua felicidade para se orientar. Quando se sentir bem, isso será a Deusa dizendo-lhe que aquele objeto está alinhado com as energias dela.

O santuário interior da Deusa pode ser simples ou complexo, como você desejar.

Quando estiver pronta, respire fundo, direcionando o ar até o útero, e repita as seguintes palavras, que devem se tornar um cântico suave e contínuo, uma oração, um desejo e a receptividade de amor que convoque a Deusa a residir dentro de você para lhe trazer luz, conexão e perfeição.

"Deusa Mãe (ou o arquétipo/nome da Deusa de sua escolha), chamo-te. Vem, por favor, sentar-te no meu útero."

Quando quiser finalizar a meditação, basta respirar fundo e direcionar a consciência para o coração.

Sinta gratidão pela presença da Divindade Feminina.

Sorria e abra os olhos.

Você pode confeccionar um rosário com contas da cor associada ao arquétipo e passar de conta em conta ao recitar as palavras.

Quando pedimos algo, basta-nos fazer o pedido, estender as mãos e relaxar: receberemos o que pedimos. Não há, portanto, necessidade de usar a força de vontade nem de fazer uma visualização minuciosa. Apenas peça e fique tranquila; abra-se para receber, e Ela fluirá para dentro de você.

Faça essa meditação quantas vezes quiser. Quando desejar, mude a Deusa invocada. Durante o dia, faça contato com a Deusa que repousa em seu útero: basta lembrar-se de que ela está lá e caminha com você, dando-lhe apoio.

Pós-menopausa

Esta é uma bela meditação para as mulheres que já passaram pela menopausa. Quando deixamos de ser Mulheres Cíclicas e nos tornamos Mulheres Completas, depois da última menstruação, as energias arquetípicas naturalmente passam a desejar se fundir umas com as outras. Só poderão fazê-lo, no entanto, se as energias forem todas abraçadas e expressas através de nós. Infelizmente, por precisarmos sobreviver neste mundo moderno e masculino, muitas vezes reprimimos energias e aspectos dos nossos quatro arquétipos da Deusa, desligando-nos deles.

Esta prática de meditação é um meio para acolhermos todos os aspectos de cada Deusa, mostrarmos que estamos dispostas a receber em nosso ser todas as energias e atributos delas e a vivenciar a cura e o despertar de que precisamos a fim de fundir nossas energias e entrar no estágio mais poderoso da vida de qualquer mulher. A pós-menopausa nos reconduz à Origem das energias femininas, e, tal como a Deusa Universal, somos então todas as energias ao mesmo tempo e podemos decidir expressar determinado aspecto quando assim desejarmos. A viagem que leva de volta à Origem é um caminho que nos conduz da fase da Feiticeira à da Bruxa Anciã, sendo uma trilha na qual nossa dança deve se tornar cada vez mais solta e livre!

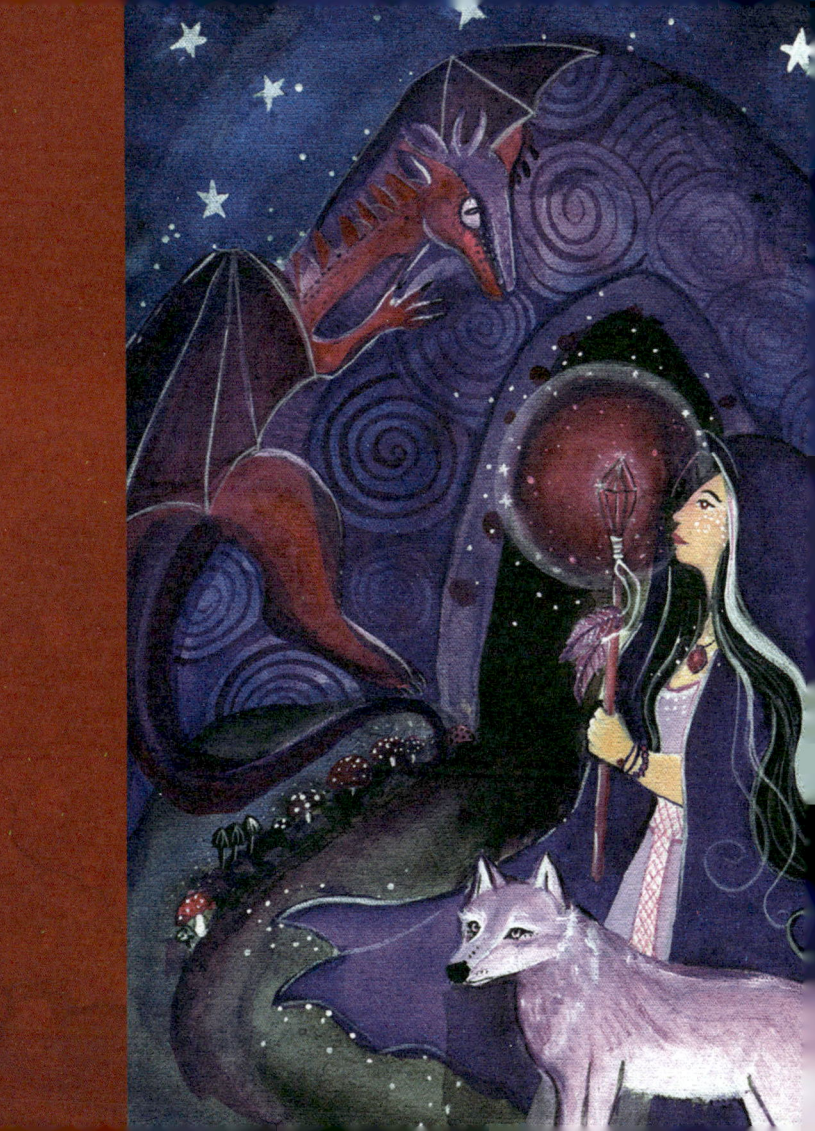

ALTAR DO ÚTERO

Podemos usar as cartas de *O Oráculo da Lua Vermelha* para criar o Altar do Útero, simples e, no entanto, muito poderoso.

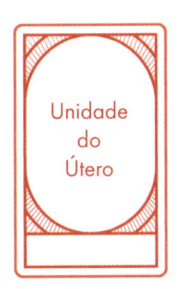

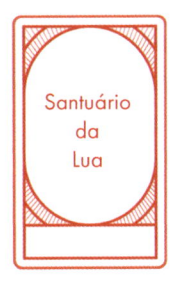

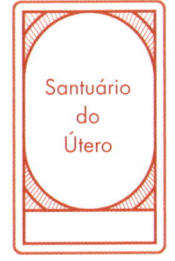

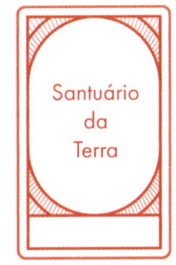

	Unidade do Útero	
Santuário da Lua	Santuário do Útero	Santuário da Terra

Para montar o altar, escolhemos, a cada dia, uma das Cartas Arquetípicas para o **Santuário do Útero**, a fim de que reflita nossas energias cíclicas.

À direita, escolhemos uma das quatro Cartas da Deusa a fim de que reflita a estação do ano em que estamos (Donzela da Primavera, Mãe do Verão, Feiticeira do Outono e Bruxa Anciã do Inverno). Esta é a carta do **Santuário da Terra**.

À esquerda, escolhemos uma das quatro Cartas de Bênçãos da Lua para refletir a fase da Lua em que estamos. Esta é a carta do **Santuário da Lua**.

Por fim, a **Carta da Unidade do Útero**, no alto, lembra-nos da unidade de todos os ciclos como expressões do Único Útero da Mãe Universal.

Pense no que vai acontecer com esse altar ao longo do tempo. Sua fase mudará uma vez a cada semana, mais ou menos, de modo que a carta central mudará de arquétipo cerca de uma vez por semana. A Terra muda de estação quatro vezes por ano, de modo que a carta do Santuário da Terra mudará quatro vezes por ano. Por fim, a carta do Santuário da Lua mudará quatro vezes por mês, para refletir os arquétipos do ciclo da Lua.

Os três ciclos a afetarão, embora o ciclo do corpo seja, em geral, o que tem mais impacto. Com esse altar, vislumbramos com que complexidade a Deusa entretece suas energias em nossa vida. Haverá ocasiões em que todos os arquétipos serão diferentes; haverá outras em que as três energias arquetípicas serão as mesmas, e o efeito das energias do arquétipo em nós e em nossa vida triplicará!

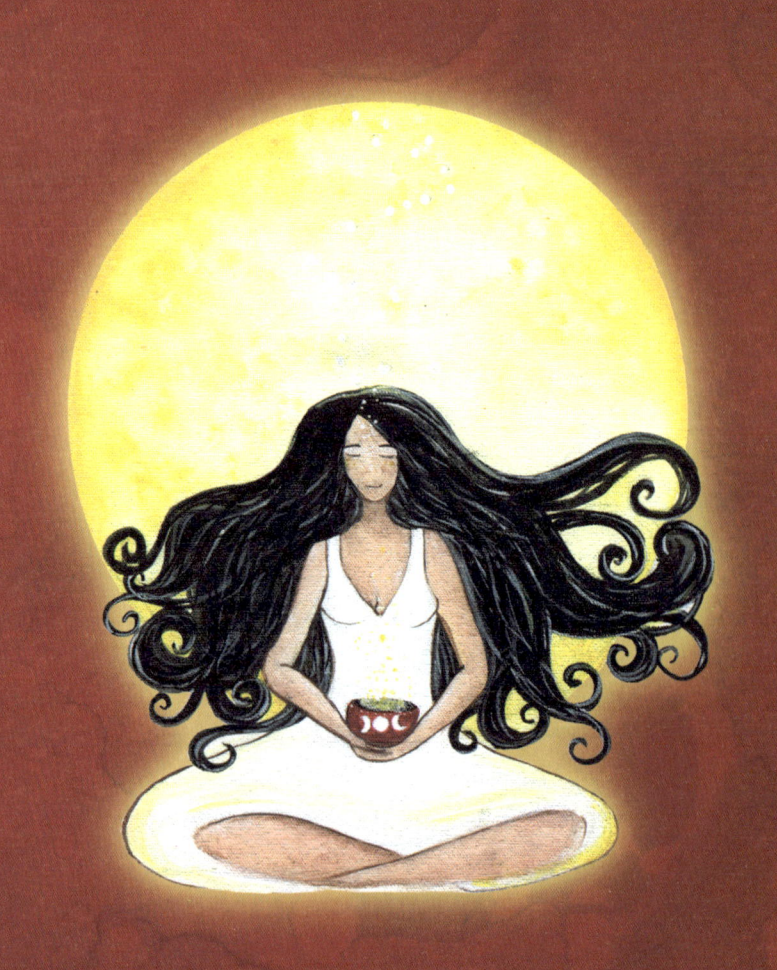

BÊNÇÃO MUNDIAL DO ÚTERO[1]

O mundo já está pronto para redespertar para as energias femininas, e mulheres do mundo inteiro vêm se unindo em uma Bênção Mundial do Útero, criada pela autora em 2012. O convite para participação é oferecido a mulheres em muitas línguas, e milhares delas, de mais de 150 países, já participaram da Bênção. Contou-se com a participação de mulheres pertencentes a todos os continentes – inclusive a Antártida! –, de pequenas ilhas como Reunião e Ilha da Páscoa, bem como de grandes cidades a pequenos vilarejos da África.

A Bênção do Útero é uma energia que desperta e torna a receptividade da mulher mais profunda para a energia e a presença do Amor e da Luz da Divindade Feminina, de modo que ela possa expandir sua consciência da Divindade Feminina dentro

---

[1] *Womb Blessing*® (Bênção do Útero é um termo registrado para proteger e conservar a integridade do sistema de energia.

de si e no mundo. A Benção do Útero também dá início a um processo de despertar em que a energia flui através de cada uma das Deusas Arquetípicas dentro da mulher, em harmonia com o ciclo desta ou o ciclo lunar. A energia proporciona cura e o despertar de aspectos das Deusas Arquetípicas que ficaram desconectados, reprimidos e adormecidos em razão do modo como fomos criadas ou de como levamos nossa vida. A cada Bênção do Útero, as mulheres se tornam um pouco mais receptivas à feminilidade autêntica – o padrão original das sagradas energias femininas que sua alma veio expressar no mundo.

Não é necessária crença alguma para participar, apenas a disposição de nos abrirmos para quem realmente somos e de abraçarmos nossas incríveis energias femininas, lançando-as no mundo com liberdade e amor.

A Bênção do Útero é um retorno para casa. E o objetivo da Bênção Mundial do Útero é compartilhar o caminho desse despertar com o maior número possível de mulheres.

AGRADECIMENTOS

MINHA PROFUNDA GRATIDÃO a todas aquelas que compartilharam suas histórias, seu amor e seu apoio para que eu pudesse recuperar a Sabedoria das Mulheres.

Todas somos detentoras do segredo da Sacralidade Feminina dentro de nós e podemos vê-lo ao redor nos ciclos da Terra, dos mares, da Lua e das estrelas, nos ciclos da vida e nas mulheres. Todas nós somos um único ciclo, mudando sempre, mas permanecendo as mesmas.

Espero que estas cartas a ajudem a dançar com alegria e felicidade em celebração à Sacralidade Feminina, e a introduzir em sua vida uma nova relação com ela.

Amor e abraços,
Miranda Gray

SUMÁRIO

Introdução **13**

O Templo do Útero **19**

As Cartas **25**
    Criação da Tigela do Útero.. **27**

Como Usar as Cartas.. **33**
    Carta para orientação diária.. **33**
    Escolha da carta de orientação **34**
    Tiragem cíclica simples **36**
    Acolher o arquétipo **40**
    Escolha diária de uma Carta Arquetípica **43**
    Mulheres não Cíclicas **47**
    Equilíbrio dos arquétipos **50**